ESTILOS DE VIDA PARA ADELGAZAR FACILMENTE

Mi caso: Mago

Autora: Mago

Edición Kindle – Enero 2018

Edición tapa blanda - Enero 2018

® Todos los Derechos Reservados.

ÍNDICE

I.   INTRODUCCIÓN

Adelgazar es una palabra que se ha vuelto enemiga de muchos de nosotros, una sombra que nos persigue y disgusta. Soy muy sincera en esta parte, cuando les digo que el gimnasio y las dietas estrictas, no son santos de mi devoción, aunque estoy consciente que mi calidad de vida mejoraría si el ejercicio estaría presente. Claro! Considero también que un estilo de vida equilibrado en nuestra cotidianeidad, puede llevarnos a mejorar nuestra salud, que se vería reflejado en nuestro físico. El punto es que quiero demostrarles a la comunidad lectora, que con pequeños tips que he creado en mi estilo de vida, he tenido grandes resultados en mi apariencia, sean estos que me ayuden a mantener mis fortalezas y a disminuir mis debilidades; Y con esto quiero aclarar que no me refiero a dietas estrictas, ni rutinas radicalistas de actividad física, tampoco extremistas, al punto de sobrepasar la necesidad de comer o quedarse tumbado en cama por el extremo esfuerzo físico.

Hoy, a mis casi 44 años, llevo 9 años aproximadamente practicándolas, pero lo mejor de todo es que, a pesar de mi vida sedentaria en el trabajo, al cúmulo de años que voy sumando, a las dolencias de mi edad que van apareciendo una a una, parece que mi físico se ha detenido en el tiempo, veo a mis amigas con cambios muy marcados en sus cuerpos, en cuestión de 3 a 5 años, pero yo… sigo igual!, increíble? Bueno, no igual, pero vamos que el peso que he subido no es significativo, solo han sido 2.8 kilos en estos últimos 9 años, que me parece bien, considerando mi estatura de 161cm y peso actual de 58.3 kilos, siendo esposa y madre a la vez.

Alguien me dijo en algún punto de mi vida, que el problema de las dietas estrictas y el ejercicio extremo, es que al dejar de hacerlo el resultado es desastroso, en el sentido del efecto rebote, es decir que el cuerpo recupera todo lo que perdió en un tiempo más corto, pero además, recupera otra gran parte que se vuelve casi imposible perder después, no sé qué tan cierto será todo esto, pero de lo que sí estoy segura, es que una dieta rigurosa y una rutina de ejercicio extremo deben mantenerse si se desea mantener el cuerpo en un óptimo estado. Pero saliéndonos de las dietas y ejercicios extremos, pasemos a los pequeños cambios que a la larga nos da grandes resultados, si al final de cuentas, la vida debemos disfrutarla y no martirizarnos.

Llegado a este punto, he pensado que mi estilo de vida puede ser adaptado o adoptado por otras personas si así lo desean, claro, esta es mi historia y cada uno puede decidir qué tips tomar en cuenta según considere conveniente, dada su condición física; Es así, como nació mi inspiración de compartir parte de mi estilo de vida, gracias a que las personas siempre me preguntan cuál es mi receta para mantener mi cuerpo, si prácticamente no me limito a nada de la variedad gastronómica, llegando a un punto donde ya no me preocupo de ganar más peso porque he adoptado un estilo de vida que me permite disfrutar sin preocuparme por lo que ingiera, y créanme, que esto me ha dado tranquilidad a mi vida, porque ya no me preocupo por pequeñeces.

Para toda persona que desee con todas sus fuerzas mejorar su apariencia, su salud, pero sobre todo su calidad de vida, este material les puede ayudar a implementar estos sencillos tips, ese es el objetivo!!

II. LA MIA CULPA

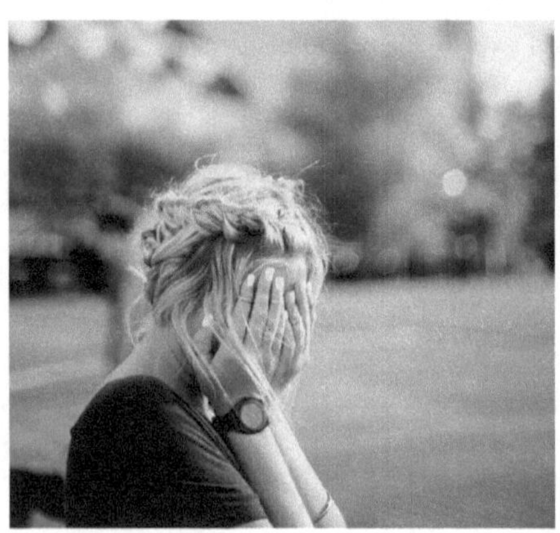

Quiero ser clara en este punto del cómo te sientes, porque esta situación de inconformidad contigo misma, es un sentimiento que diario te lastima, como una piedra en el zapato que *crees* no puedes sacar y… bueno!, ya te imaginarás las dificultades que cargas a diario con ese sentimiento, recordando que lo llevas contigo lastimándote; a esto sumarle que posiblemente el tamaño de la mencionada piedra es más grande de lo que tú *crees*, eso sería peor aún, eh? Pero hoy te pregunto:¿Qué haces cuando tienes una piedra en el zapato?... Pues fácil, te detienes, te zacas el zapato, lo sacudes, cae la piedra, verificas que no haya otro objeto que te haya estado lastimando, te lo pones y listo, sigues tu camino!.

Parecería ilógico que continúes caminando con la susodicha, si eres consciente que te está lastimando. Pues igual! Lo único que debes haces en este momento es detenerte y verificar qué llevas en tu zapato que te está lastimando, solo así puedes sacudirte y expulsar esa piedra que te está haciendo daño a diario... Es acá donde yo te propongo este material, que te ayudará agregando pequeños cambios a tu estilo de vida, que a la larga, se convertirán en resultados cuantificables, con esto "vengo a decirte que sacarte esa piedra es más fácil de lo que piensas".

Lo primero es lo primero!, vamos a empezar por tu aspecto físico, que en este punto no puedo decirte más que te "acéptate cómo eres", no puedes detenerte en tu andar si no te aceptas tal como eres, debes amarte a ti mismo, no importa tu género, raza, religión! Verás, todas las personas tienen una particular belleza física, algunas tienen lindas orejas, otras lindos hoyuelos en las mejías, otras un cabello brillante, hermosos ojos, manos de porcelana, preciosas sonrisas, buen andar, en fin! Y por mucho que admires a alguien por su físico… te aseguro que, si vas y le preguntas si está conforme con su físico…, se quejará de muchas cosas que no le gustan de sí misma, absurdo no? Y es la triste realidad, que a muchos se les hace difícil aceptar sus fundas (si se le puede llamar así) o físicos que Dios les ha dado.

Pero si te centras en "quién eres en realidad", verás que tu forma de ser lo indica tu actitud, sentimientos, tu desempeño, tu forma de ser en general, tu forma de ayudar a los demás, eso eres tú, eso es lo que te define! No tu físico, pero bueno, sé que estás acá para mejorar tu apariencia, sin embargo, quiero dejar claro que no es eso lo que te define!, pero vamos que si te hace sentir mejor, bienvenido!! A iniciar este hermoso reto!

III.   ESTILOS DE VIDA SALUDABLE

Estas prácticas, te darán una pauta sobre cómo llevar un estilo de vida, donde la implementación de cada una de ellas se volverá parte de tus rutinas diarias, sin tanto ejercicio físico como recomiendan otros planes estrictos de dieta, cuyo efecto rebote resulta peor en las consecuencias. Lo cierto es que la frase "Pequeños cambios, grandes resultados" es muy cierta, solo hay que tener un poco de paciencia y actitud positiva. Vamos con el primero:

3.1 Mejorar mi actitud positiva y fuerza de voluntad

Todos aseguramos siempre que tenemos un cuerpo feo, pero la verdad no es así, solo expresamos cómo nos sentimos por dentro y muchas veces nos han atropellado tanto el autoestima que pensamos no merecemos ser felices, pero eso no es cierto!! Te lo digo yo, que he pasado por situaciones difíciles cuando subí de peso por mis embarazos, y luego no podía bajar, en su lugar, seguía subiendo; es de los peores sentimientos de culpa que he tenido en la vida, aunque sabía que contaba con el apoyo de mi esposo y mi familia, a quinees no les importaba mi apariencia, no me explico el por qué yo no reaccionaba, si lo que me define como persona no es mi físico, sino, mi personalidad y actitud.

Una de las señales que nos delatan con baja autoestima, es el temor de sentirse expuesto en la vía pública o lugares abiertos, o fingir el amor por estar en casa siempre y no salir. En mi caso, yo era de las personas que odiaban las fotografías, vamos que siendo sincera… creo que las detestaba tanto que nunca me tomé fotos sola, y aunque parezca cruel, también odiaba a las personas posar y lucir tan bien para las fotos, al punto que pasé varios años sin utilizar mis redes sociales, sobre todo Facebook; sin embargo ahora, mis publicaciones me llenan de orgullo, porque todos han visto el cambio que he dado, y cada vez que me felicitan me inyectan más fuerzas para continuar.

Pero por ello, es importante tomar coraje y decidir cambiar mi vida, porque la vida es demasiado corta para desperdiciarla, si no te sientes bien contigo mismo, vamos! Es hora de un cambio! Es así como empecé a caer en cuenta que lo verdaderamente urgente, es iniciar por quererse a sí mismo, a mí me funcionó al inicio de todo este proceso, y aunque aseguraba no querer cambios en mi apariencia (por la misma depresión en que había caído), mi esposo y mi familia me impulsaron para hacer un cambio físico, y no por ellos, sino por mí, porque me aseguraron que me haría sentir mejor.

Mi proceso inició cuando mi esposo y familia me regalaron un día completo en el Beauty & Spa, en honor a mi cumpleaños, y créeme, me ayudó mucho en mi interior, porque al finalizar el día sabía que me veía bien, pero lo mejor fue que me sentía de maravilla! Con el tema de mi cabello, fue el cambio más drástico que tuve, la verdad me hicieron un corte que alargaba mi rostro, fue espectacular!! Me hicieron faciales y maquillaron según las facciones de mi cara, aconsejándome cómo hacerlo durante el proceso, cosa que en ese momento jamás había hecho uno en mi vida, pero mi piel lucía radiante!! Parecía modelo!!! Me hicieron tratamiento de manos y pies, y muchos consejos sobre los cuidados que debemos tener, porque el cuidado no solo es para las damas, sino para todos.

En el Spa, también me dieron consejos sobre la forma de vestir según mi cuerpo, era increíble, tenían una paleta con distintos tipos de cuerpos (clasificaron el mío según las proporciones), pero vamos que nunca pensé que habían prendas hechas para mi tipo de cuerpo, pero ellos lo demostraron!, a partir de entonces compré mis atuendos con esas características; y aún falta, me refirieron con un dentista para un blanqueamiento y un par de rellenos, en un par de semanas tenía una sonrisa fabulosa!! Sentía que vivía un sueño! Y si esa sensación cambió mi perspectiva de la vida, adelante amigos!! Ahora es tu turno, verás lo bien que te sentirás por dentro, porque el cambio viene de adentro hacia afuera.

La fuerza de voluntad debemos aplicarla en el tema de la alimentación también, pero para

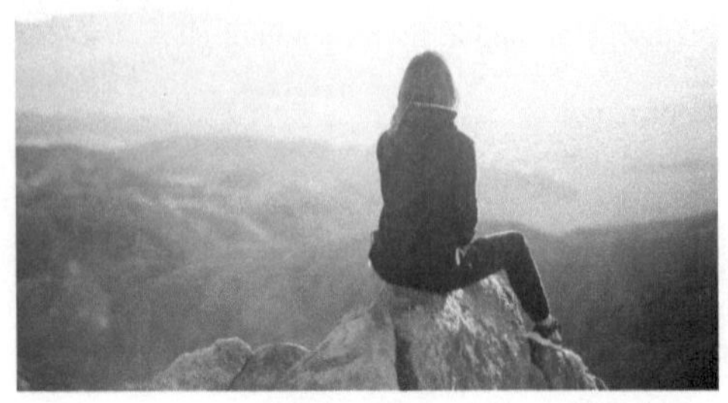

evitar frustraciones, iremos con cambios de apoco, paulatinos, para que nuestro cuerpo se vaya acostumbrado, cuando menos sientas, ya estarás practicando todos estos buenos consejo y los resultados llegarán por sí solos.

Si vemos, el principal problema a la hora de la comida o merienda, es que queremos llenar hasta no poder más nuestro pobre estómago con alimentos poco saludables, y por lo mismo, lo hemos estirado más de lo que debíamos, recordemos que el estómago es un órgano con poco músculo, por tanto, puede estirarse hasta duplicar o triplicar su tamaño. Por tanto, si es nuestro caso y lo tenemos un poquitín estirado, se debe tener en mente que si la función es llenarlo, esto debe ser con mucha fibra para que la mayoría se elimine, pero ojo!, al decir llenarlo no es llevarlo al límite, "sin que lleguemos a sentir que ya no podemos", sino a un nivel de satisfacción donde es posible que aún quede un pequeño agujero que llenaremos con agua pura y sin gas.

La clave que yo uso es: Si del cero (0) al diez (10) yo tengo mucha hambre, debo comer un 8 ó 9 para empezar, no un 11 eh?, esto lo puedo hacer comiendo porciones normales, no más de lo permitido, mi fuerza de voluntad debe prevalecer para que no pase de 9, luego debo llenarlo con 1 punto, esto puede ser agua o incluso un poco de granos secos, ciruela pasas (uvas deshidratadas), cereal integral, solo para enviar la señal al cerebro que aún la mandíbula sigue trabajando, aunque es claro que el contenido que le llegará al estómago de éstos últimos alimentos ingeridos, es mínimo y con muy pocas calorías.

Otra de las razones por las que siempre tomo coraje interno, es que estoy consciente que no me gusta hacer ejercicio físico, lo que me hace recapacitar que, "no debo darle a mi cuerpo tantas calorías si no voy a quemarlas", no es una forma de castigo, sino, un razonamiento que he creado para evitar hacer ejercicios y no sentirme culpable; claro, que el ejercicio que no me gusta son las rutinas, el gimnasio y toda esa vaina, porque caminar me encanta!

No esperes para mañana a cambiar, empieza hoy, nunca es tarde, no importa tengas 25, 50 ó 75 años, eso es lo de menos, lo que en verdad importa es que seas feliz en la vida, y si consideras que abonar hábitos saludables para tu salud y cuido personal es satisfactorio, adelante!! Estás iniciando con pie derecho!!

3.2 Divertido ejercicio físico, sin necesidad de rutinas estrictas!

En lo personal, las rutinas estrictas de ejercicio me quitan las ganas de hacerlo, no soy mucho de ir a gimnasios ni salir a correr, pero vamos que si tú lo practicas, excelente! Mejorarías en mayor medida tu estado físico. En mi caso, prefiero caminar y tomarme el recorrido tranquilo, en el parque de la ciudad, o en cualquier otro sitio abierto.

Los escalones, pueden ser nuestros mejores acompañantes, no solo en

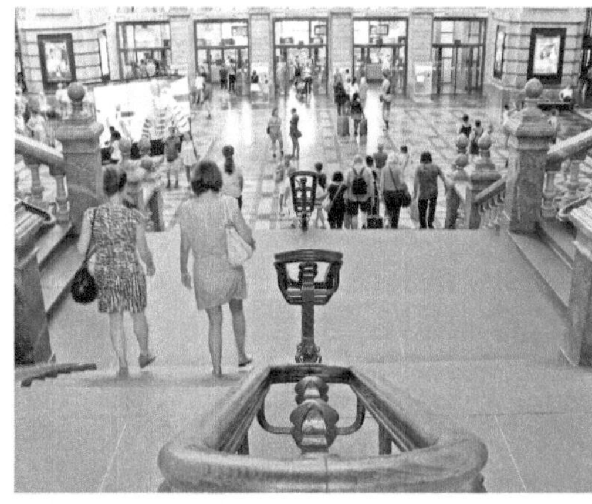

el trabajo, sino, en todo lugar que frecuentemos, el subir y bajar escalones es un ejercicio que no se siente impuesto, al menos yo lo disfruto, considerando que es parte del camino que me llevará al lugar donde me dirijo.

En mi caso, yo trabajo en una organización donde hay muchos edificios y prefiero tomar los escalones en lugar del elevador (siempre que vaya con unos 5 minutos de tiempo extra), dado que el subir escalones ayuda a fortalecer los músculos de las piernas, además de mejorar la circulación, siempre y cuando se suban "de puntillas", y es así como hago el ejercicio siempre que puedo, recuerda que sigue siendo la fuerza de voluntad la que nos mueve a no tomar el elevador. Para iniciar, si te mueves en 5 pisos, puedes caminar 2 pisos y subir en el elevador 3 pisos, luego puedes caminar 3 pisos y subir dos, y así sucesivamente, a manera que el cambio drástico no te afecte físicamente, porque podrías despertar por las mañanas más cansado que de costumbre y retirar este provechoso estilo de vida.

Otro tips que implementé es que, mientras conduzco mi vehículo voy contrayendo mi abdomen, y aunque parezca un poco absurdo funciona! Es un 80% el mismo efecto de si hiciera abdominales. Pero bueno dirás tú, que parece raro, sin embargo, no quiero que pienses en mi cara pálida cuando voy manejando y aguantando la respiración, mientras voy con la mirada directa en el volante, porque oye, es posible que eso genere mayor estrés.

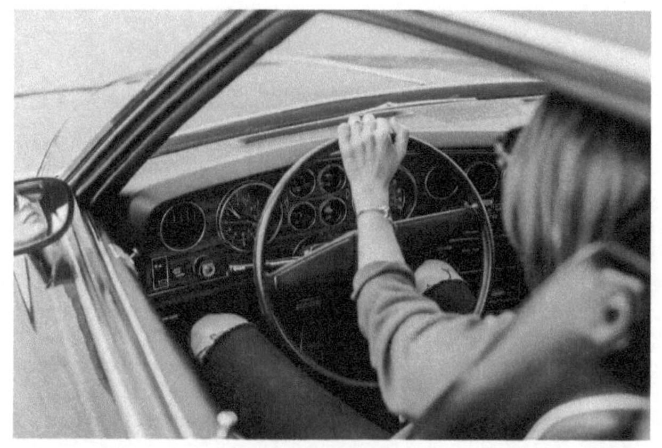

Me refiero a la forma de adaptar la presión mientras manejo, pero sin darme cuenta, y no es necesario que sea en todo el recorrido, sino en un 20% del tiempo que conduzcas; En mi caso, si manejo por una hora, es posible que lleve presionando mi abdomen por unos 15 minutos, esto sería un 25% del tiempo. ¿Cómo he logrado esto? Pues la verdad distrayendo a mi cerebro, haciéndole creer que voy disfrutando la buena música sin que se dé cuenta que también voy ejercitando. No sé tú, pero cuando entro a mi coche, luego de poner los seguros y el aire acondicionado o la calefacción, decido la música que voy a disfrutar (y vaya que tengo mucha variedad), sin el bullicio de la ciudad, eso hace que mi nivel de relajación suba y claramente bajará mi nivel de estrés; Si voy con mis hijos, aplico la misma rutina, pero con música muy suave, mientras converso con ellos, pero siempre voy presionando mi abdomen sin que nadie se de cuenta, a veces ni yo misma!.

Es posible que al inicio se te haga un poco difícil adoptar este tips, pero prueba con 2 minutos, luego toma un descanso, después otros 2 minutos y así sucesivamente. Como verás, si contabilizas este pequeño esfuerzo diario verás grandes resultados! Y tu abdomen te lo agradecerá en un par de semanas o meses.

Tengo otra costumbre en las mañanas en el baño, de hacer un pequeño ejercicio para mis glúteos, una serie de 15 movimientos de pierna hacia atrás por cada una. Mientras cepillo mis dientes hago 15 por cada pierna, esto solo me toma 1 minuto, pero mientras me baño hago dos series de 15 por cada pierna, un total de 30 por pierna, que me lleva solo 3 minutos, pero si cuantifico estos pequeños esfuerzos diarios y sumamos, resulta que diariamente hago por cada pierna 45 movimientos, implica 1,350 al mes, y un total de 16,425 al año, lo que estoy segura ayuda mucho a mantener mis glúteos un poco firme, al menos, más de lo que estarían si nunca hubiese implementado este pequeño movimiento. Y si puedo, al medio día en el trabajo lo hago mientras me cepillo, así que es muy probable que haga más de lo que los números indican, la clave está en automatizar los procesos, así ni siquiera sentimos cuando lo estamos haciendo.

Otro tips que implementé mientras veo mis programas en TV, es el hacer abdominales por

un minuto, en mi caso, me gusta ver series en Netflix, pero antes de ver un capítulo hago un minuto de abdominales, pero vamos que me dirás ¡Ay que pereza! Pero créeme que si te mentalizas que sin el

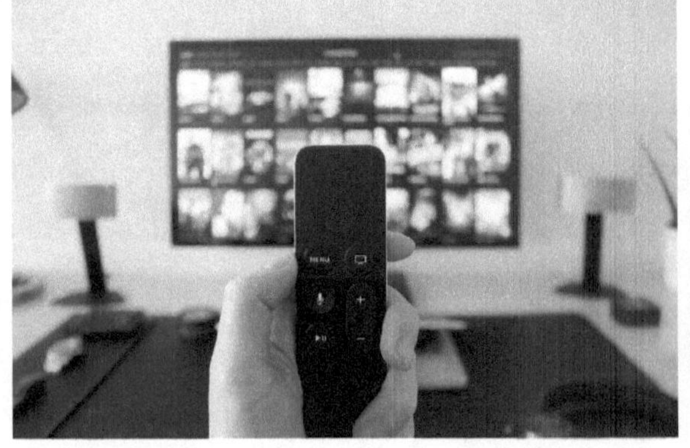

minuto de ejercicio no hay serie… tendrás una motivación de terminar lo antes posible, dado que en mi caso, siempre estoy ansiosa de ver qué pasará en el capítulo que estoy por ver (esto es una motivación). A veces que estoy más animada, hago hasta 2 o 3 minutos, y vale! Me siento de lujo!! Estoy con un pequeño dolor en mi abdomen, pero luego disfruto a lo grande mi capítulo. Puedes implementarlo también para escuchar música, considerando que no debes escuchar tu canción favorita sin antes hacer un minuto de abdominales. Solo recuerda el tips No.1 la fuerza de voluntad, piensa en el resultado que obtendrás y no hay que hacer trampa, eh?

3.3 Un paladar poco exigente

Uno de los mayores cambios que he realizado en estos 9 años, es el sentido del gusto, que amarrado con el tip No.1 de la fuerza de voluntad, hicieron que lograra ser menos exigente que de costumbre. Sabían ustedes que el ser muy refinado con este sentido nos lleva a

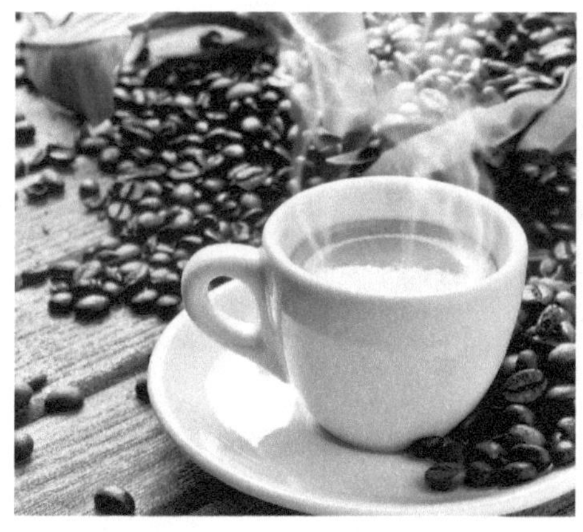

consumir muchos alimentos con calorías excesivas a nuestro organismo? Y el ejemplo que les podré, que fue el primer cambio que hice a los 36 años, por sugerencia de una de mis amigas con problemas de diabetes, era el de tomar el café sin azúcar… y ya se imaginarán la cara que puse en el momento en que ella me lo sugirió, ni

pensarlo!! Si en ese momento le ponía 3 ó 4 cucharadas.

Sin embargo, siempre regresaremos a pedir ayuda al tip No.1, tomé fuerza de voluntad y comencé a ponerle solo 3 cucharadas al café, créanme que me pareció como si no le hubiese puesto azúcar… pero el paladar es un gusto fácil de adaptar, luego de un par de semanas, comencé a ponerle 2.5 cucharadas y vamos que me sabía tan amargo como el aloe vera!! Pero mantuve mi voluntad y continué así, donde cada 2 semanas y algunas veces 3, disminuía media cucharada. Recuerdo que el cambio más drástico fue el de soportar tomarlo sin azúcar el primer día que decidí hacerlo, pero ya se imaginarán… no pude!!! Así que creo le puse un cuarto de cucharada (0.25), vamos que el reto era al menos no regresar a 0.50, por lo que puedo decir que lo superé, porque en un par de días tomé el valor de eliminar por completo el azúcar, fue así como cerré ese año, en navidad no consumía azúcar en el café, lo que para mí había sido un logro significativo.

Desde el punto de vista cuantitativo, si contamos que yo tomaba 2 tazas de café al día, con 3 cucharadas de azúcar cada una, esto indicaría 6 cucharadas de azúcar al día, lo que en un mes se convertiría en 180 cucharadas y peor aún, en un año de 365 días 2,190 cucharadas de azúcar, 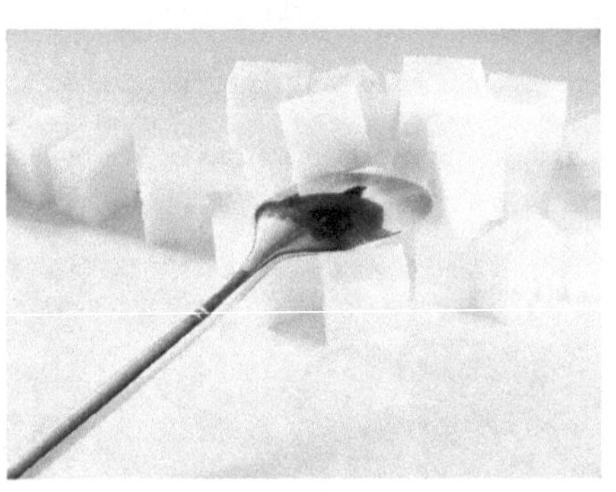 cantidad que dejé de ingerir a mi organismo desde hace 8 años, te imaginas!? Pero aún hay más… a esto le podemos agregar que, si consideramos que aproximadamente una cucharada de azúcar tiene unas 40 calorías (siendo conservadores con este valor), cada taza de café con 3 cucharadas de azúcar tendría aproximadamente 120 calorías, es decir que 2 cafés al día, representaría un total de 240 calorías (un 12% en la dieta de 2,000 calorías al día para una mujer y un % menor para los hombres). Pero todavía más…. En el mes, ello serían 7,200 calorías y 87,600 calorías en un año de 365 días, increíble!! cierto? Pues eso me he ahorrado al menos en los últimos 8 años, haciendo un total de 700,800 calorías! Un cambio grande no creen? Que vino de un pequeño cambio, y esto en verdad me enorgullece, ahora puedes iniciarlo tú, ánimo vamos!!

Pero este ejemplo de café no es lo mejor que me pasó en ese año, sino, que mi paladar se fue acostumbrando a tomar las bebidas con menor cantidad de azúcar, y esto sin quererlo yo, lo replicaba en mis demás bebidas, empecé a sentir que los jugos naturales que preparaba en casa me resultaban más endulzados de lo normal, así que les reduje la cantidad de azúcar, y bueno, como verán que tengo a mi esposo e hijos… fueron los primeros en poner el grito en el cielo con esa decisión, vaya cosa, jeje…; vamos que no les puedo exigir el cambio que yo estaba teniendo, así que ahora antes de poner el azúcar al jugo en el recipiente para servir, aparto mi vaso sin azúcar y luego les endulzo el de ellos (que han disminuido el nivel de azúcar, pero no a mi ritmo), esto me ha funcionado, porque ellos hacen mucho deporte así que al menos gastan muchas más calorías que yo, a mi no me conviene ingerir muchas calorías, porque como les he dicho, no soy amiga del deporte, solo disfruto ver jugar a mis hijos con mi esposo.

Y así fue como mi paladar se adaptó con la reducción de azúcar, ahora lo aplico para cualquier bebida, incluyendo las infusiones, verán que soy muy pero muy fans de las infusiones simples! Siento que en verdad disfruto cada ingrediente en 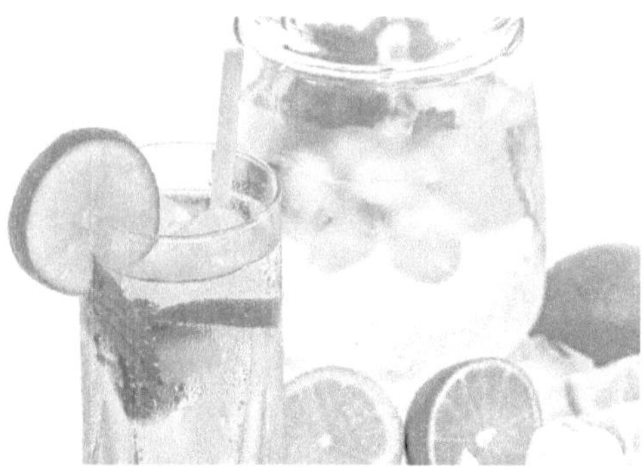 su máximo esplendor, porque lo dulce le modifica el sabor verdadero! Tal es el caso de la infusión de manzanilla, de menta con limón, té negro, té verde, un rico mate de coca, entre otros.

Recuerdo en una ocasión, tuvimos una reunión de trabajo con mis compañeros, donde nos sirvieron café previamente endulzado, pues como verán, aunque parezca increíble no pude tomarlo!! Mi paladar lo rechazó, sentí que era miel de café o algo parecido a un dulce derretido con café de relleno, muy mala experiencia por cierto! Al preguntar cuántas cucharadas le habían diluido, me dijeron que 2 por taza, y vamos! Me quedé perpleja, porque años atrás, ese punto de azúcar en el café era "No tomable", considerando que le ponía 3 cucharadas, así que bueno, me ofrecieron jugo de naranja envasado, pero la verdad preferí agua, siempre es la mejor opción! No olviden el tip No.1 ni las cero calorías de nuestra amiga el agua.

Claro, hay ciertas bebidas que no puedo dejarlas, porque me gustan tanto, que son parte de mis debilidades, y es la coca cola!! Vaya bebida que me ha hechizado, y que no puedo dejar de tomar! Así que de vez en cuando siempre me tomo una o dos por semana, claro, estoy hablando de unas 8 a 12 onzas, nada más, solo para tener la satisfacción en mi boca de saborear esa debilidad que no logro superar. En este punto quiero compartir un secreto contigo, inventé el famoso truco de tener la coca cola frente a mi, pero antes de tomarla, tomo agua y al final me tomo la coca cola, esto me da la sensación que he quedado llena de coca cola, haz tú la prueba, con tus bebidas favoritas, toma primero mucha agua y luego un sorbo de tu bebida favorita pero un tanto prohibida, verás que la satisfacción es casi similar…. jeje.

Pero vamos que cada esfuerzo que hago en no consumir azúcar el resto del tiempo, hace que el tomarme mi coca cola no tenga tanto impacto negativo en mi cuerpo, jeje…

Otro cambio que hice fue, el sustituir refrescos enlatados o procesados, por jugos naturales con poca azúcar o de preferencia agua, ya que los primeros tienen cantidades enormes de azúcar, calorías que no necesitamos. Sabes que tengo la costumbre de cargar conmigo siempre una botella con agua sin gas, créeme si te digo que se ha convertido en una de mis mejores amigas, porque me sustituye bebidas dañinas y me llena con tan solo "cero calorías"; esto dado que, en algunos restaurantes o servicios de comida rápida, la bebida viene incluida con el plato, sin embargo, si la bebida está muy dulce o peor, es bebida gaseosa, la dejo y mejor tomo mi botella de agua sin gas. Normalmente en los restaurantes te preguntan qué vas a tomar, podrías programarte para responder siempre "agua" (agua sin gas), posteriormente si te llevan un refresco cortesía del restaurante, puedes probarlo! Pero no sin antes haberte terminado el vaso acostumbrado de agua, si?.

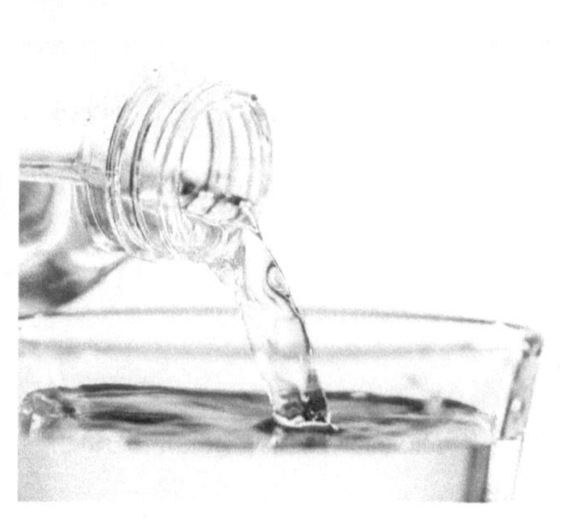

Debes convencerte que el sencillo hecho de que te sirvan vasos enormes con jugos endulzados, o excesiva cantidad de comida en el plato, no significa que sea "obligación" tomarlo y comerlo, verás que luego te acostumbrarás y comerás solo lo necesario, incluso te sentirás satisfecho si dejas un poco en el plato y en el vaso, incluso si te han puesto vino, dado que las bebidas alcohólicas tienen altas cantidad de calorías.

Así, de la misma forma, la disminución de la sal llegó a mi vida gracias a los hábitos que ya había adoptado para las bebidas dulces, así que me fue menos difícil adaptarme a ese cambio de lo que me llevó la disminución de azúcar. En este caso, en menor tiempo ya había superado muchos retos, por ejemplo: la ensalada sin sal, la disminución de sal en las comidas que preparaba en casa, el consumo de frutas ácidas sin sal, etc.

Con el tema de los alimentos dietéticos, es que pensamos que es "dietético", que terminamos consumiendo una mayor cantidad, sobrepasando las calorías que hubiésemos consumido al haber elegido alimentos tradicionales. Ojo! No comeremos más por tratar de compensar, porque eso representa más daño para nosotros. Así que puedes empezar también por dejar de consumir tanto producto dietético, con altas cantidades de ingredientes que además son dañinos.

Es así, con estos pequeños esfuerzos, que cambiarán tu estilo de vida, en ocasiones podrías saborear una rica merienda, sin sentimiento de culpa, un rico chocolate, una malteada o batido, un buen trozo de carne, para no dejar de probar los gustos de la gastronomía, pero claro, con mucho cuidado, solo se trata de no sobrevalorar este premio, no vaya a ser se nos pase la mano y se eche a la borda todo el esfuerzo atrás, siempre tengamos presente el tipo No.1.

Verás que todos estos esfuerzos harán que te hagan sentir bien contigo mismo, cada reto superado, por pequeño que parezca, será parte de un gran resultado, solo debes ponerte manos a la obra desde hoy, agregando estos tips a tu estilo de vida!

3.4 En el trabajo, la casa y ocasiones especiales

En el trabajo

Si tienes dulces o galletas a la vista, debes ocultarlas, porque los alimentos que están a la vista es casi imposible evitarlos, mejor guárdalos en las gavetas de tu escritorio u ocúltalos. Si tienes un trabajo dinámico, donde no estar sentado es lo tuyo, debes andar siempre algunas galletas de arroz inflado, cereal integral para andar merendando, goma de mascar sin azúcar y claro, una botella con agua, teniendo la costumbre de tomar a cada momento.

Con el tema de las meriendas en el trabajo, las llevo desde mi casa, esto evita que gaste en meriendas poco saludables y además de alto costo. En mi caso, 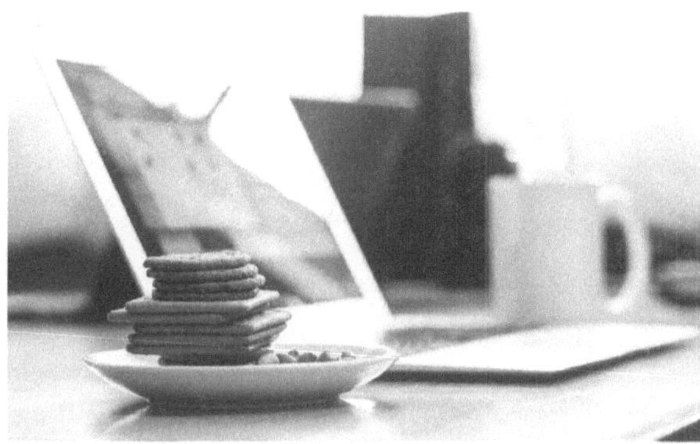 utilizo una variedad de cereales integrales, normalmente estos cereales son para tomar en el desayuno, sin embargo, en mi caso, los utilizo para mermar la ansiedad cuando en ocasiones me asalta la hora de la merienda, recordemos que muchos pensamos que la ansiedad significa un vacío en el estómago, pero no es así. Así, que al sentir un agujero en mi estómago, saco mi depósito de la lonchera con cereal, al masticar e ingerir el cereal con mucha agua nos ayudará a sobrellevar la situación, verás que no es necesario llenarse tanto para mejorar el momento, solamente se debe masticar despacio y con pausas, tan solo es el hecho de masticar, ya nos alienta un poco; incluso algunos indican que la goma de mascar les calma un poco el estrés, pero lo cierto es que la acción de mascar o movilizar la mandíbula nos reconforta un poco. Claro que de vez en cuando tomo una merienda normal, como el resto de mis compañeros, quizá lo haga una vez a la semana.

De preferencia se puede llevar la lonchera del almuerzo desde casa, dado que en los lugares para adquirir la comida en el trabajo, siempre sirven los alimentos con grasa excesiva sin embargo, ocasionalmente puedes comprarla si deseas, siempre quitando con servilletas o papel absorbente el grasa excesiva. En el caso del pollo frito por ejemplo, yo tengo en mi trabajo un rollo de papel absorbente, que es donde envuelvo el pollo muy bien y presiono fuertemente para eliminar excesos de aceite, te sorprenderías de la cantidad que lleva!! Además de esto, muchas veces le quito la piel al pollo, dado que no tiene mucho valor nutricional, por el contrario, resulta más dañino que beneficioso. En el tema del arroz, es un antigua costumbre de comerlo "solo ocasionalmente", dado que las harinas se convierten en azúcares en el cuerpo y prefiero acompañar mi almuerzo o cena con otro tipo de harina, como el pan.

Para sentir un sabor diferente en las comidas, acostumbro acompañar con frutos o semillas secas mis comidas, aplicándolas sobre algunos de mis alimentos, un poco raro no? También utilizo "afrecho", que es un tipo de alimento muy liviano y seco rico en fibra, al igual que los frutos o semillas secas, esto lo hago por el hecho de que normalmente un plato común no presenta la fibra que el cuerpo necesita, así que le pongo fibra para que el cuerpo se encargue de hacer lo suyo, eliminando la mayor cantidad de desechos.

La Casa

Al levantarme, lo primero que hago luego de haber despertado, es tomar un vaso y medio de agua (tú decides cuánta puedes tomar), consejo que me lo dio la madre de una de mis amigas, porque es una costumbre que en su pueblo tenían, con el fin de preparar al organismo media hora antes del desayuno.

Otra costumbre que tengo en casa, es que cada vez que voy al baño, siempre me tomo un vaso y medio de agua, o más si es posible. De hecho tenemos en casa un oasis con dispensador, para facilitar nuestro servicio de agua fría y caliente, sin embargo, yo siempre la tomo a temperatura ambiente, no soy de bebidas frías, soy más de infusiones y bebidas calientes, dicen que estas derriten un poco la grasa de los alimentos que consumimos, pero bueno, no estoy segura si funciona así, solo les comparto mi costumbre, por si alguno la considera.

Con el tema de los alimentos, en casa mantenlos en gabinetes cubiertos, donde no haya vidrio, porque está comprobado que ente más alimentos veas, te da más ansias de consumirlos. Yo tengo una regla, que al tener un poco de hambre en las meriendas, siempre tomo medio vaso o un vaso de agua antes de merendar, podría funcionarte a ti también, verás que la naturaleza es sabia!

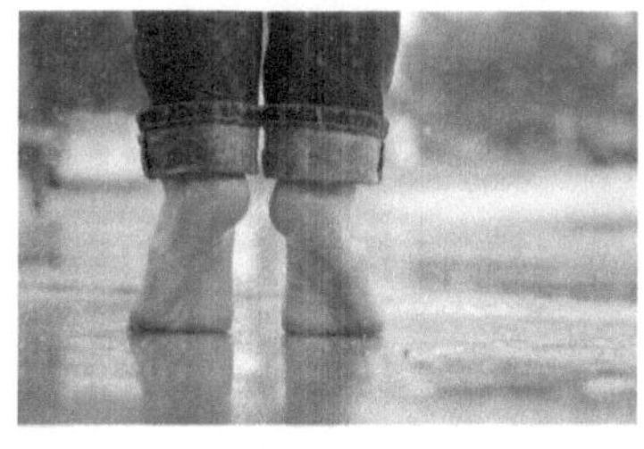

Andar descalza en casa al menos por el tiempo que puedas, ayuda a mejorar la circulación de la sangre en nuestro cuerpo, favoreciendo al metabolismo; y si a esto le agregamos el andar de puntillas cada vez que lo recordemos, el resultado de las piernas estilizadas será mejor! Al inicio es un poco cansado, solo trata de ir poco a poco, verás que lo lograrás! Si contabilizo mi tiempo en puntillas, yo quizá ande cerca de un 25% del tiempo que paso en casa, que considerando es un pequeño cambio, sé que estoy ayudando a un gran resultado a futuro, por eso es importante que lo automaticemos, para que en el momento menos pensado, nuestro cerebro se active y lo haga, y al darnos cuenta, ya estemos finalizando sin haber pensado iniciarlo.

Uno de los ritos que llevo haciendo también, es tomar un batido de limpieza para el sistema digestivo, un día a la semana, entre estos existen muchas opciones, puedes licuar los ingredientes que se te ocurran, esto te 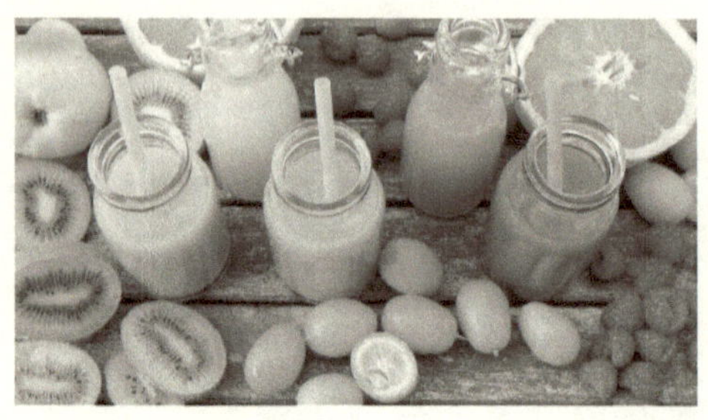 lo digo porque yo inicié inventando mis propios batidos, de todas formas si solamente utilizo ingredientes que se encargan de limpiar el sistema digestivo, debe funcionar; Y la verdad me ha ido muy bien, ya no tengo el vientre hinchado o el colon inflamado, lo que antes me hacía ver más gordita, porque descubrí que no era solo grasa lo que tenía mi abdomen, en realidad mis colon necesitaba una limpieza, al igual que mi estómago. Entre los ingredientes que normalmente utilizo, para elaborar un licuado a temperatura ambiente y beberlo en ayunas están: papaya, naranja y/o toronja, banana, piña, aloe vera, fresa, avena en hojuelas, avena molida, mandarina, pepino, apio, zanahoria, kiwi, cilantro, perejil; y entre los ingredientes que utilizo para infusiones tibias o calientes, para tomar en ayunas están: limón, miel de abeja, cáscara de limón rallado, aloe vera, entre otros. Como verás, el paladar juega un papel importante en estas decisiones, porque tú debes probar qué mezclas o sabores puros consumes, la finalidad es la misma, limpiar el sistema digestivo, que te ayudará también consumiendo diariamente gran cantidad de agua pura.

Ocasiones especiales

Cada vez que visito un restaurante o nos reunimos con mis amigas, o en reuniones de trabajo, siempre se eligen sitios bonitos, donde normalmente siempre sirven carnes con mucha grasa, papas fritas, hamburguesas, buñuelos, postres,

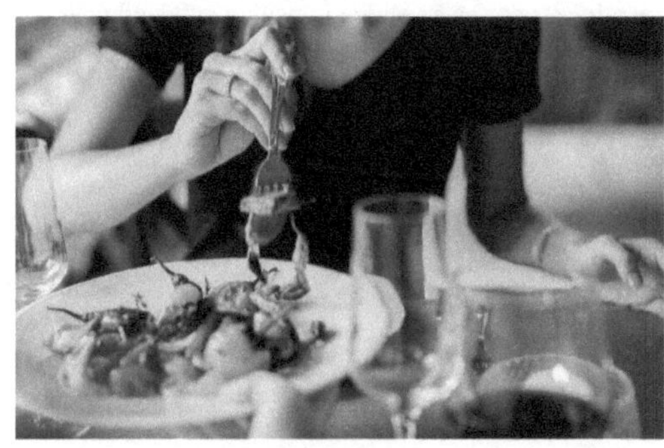

etc. Y bueno, no me limitaré a probar tan deliciosa comida, sin embargo existen 2 cosas que siempre hago para medir lo que como fuera de casa, que son:

- No sobrepasar la porción o cantidad de merienda.
- Eliminar el exceso de grasa en los alimentos que sirven.

Con la primera, trato de evitar comer más de lo normal, diciendo "no" a porciones demasiado grandes, solo espero comer hasta sentirme medio llena, y esto lo hago comiendo despacio, pausado y platicando mucho, mientras contemplo mi plato, y vamos que no se me dificulta, porque hablo hasta por los codos, como decimos en mi ciudad! Para que tengan una idea, soy la última del grupo que siempre se queda comiendo, jeje… esto porque dicen popularmente que se debe esperar a que el cerebro reciba la señal de satisfacción, que el estómago se está llenando, así que entre más despacio se ingieran los alimentos, más oportunidad de satisfacerse el estómago.

Con la segunda, sabemos que los restaurantes sirven sus comidas con excesiva grasa, así que se me ocurrió extraer el exceso de grasa con muchas servilletas desechables, por ejemplo, en el caso de las papas fritas, siempre limpio cada papa con servilleta, envolviéndola y presionándola, para que sala el aceite, vamos que pensarás que estoy un poco loca, pero esta técnica me sigue ayudando para estar entretenida con la comida. Hago lo mismo con cualquier ingrediente frito, que no tenga salsa, al que se le pueda limpiar grasa, te sorprenderías la cantidad de servilletas llenas de grasa que resultan, así que en ese punto, siempre pienso… "esa grasa es mejor en las servilletas, que en mi cuerpo", eso me motiva a continuar esta rara pero eficaz técnica, que estará eliminando un 50% de la grasa del plato servido.

3.5 El día a día y mi tiempo libre

Durmiendo un poco más

Esta técnica ha sido de las más beneficiosas para mi salud y mi cuerpo, ya que cuando dormimos, se inhibe la sensación de hambre, o al menos disminuye un poco, por lo que prefiero dormir una siesta, en lugar de merendar, esto siempre que sea posible; 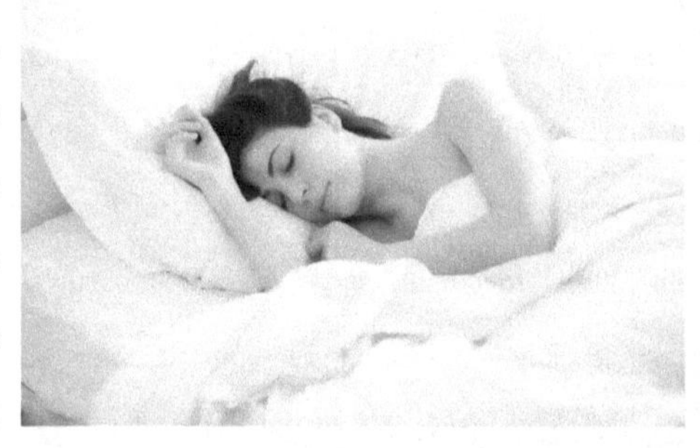 pero lo que sí es una gran verdad es que "Entre más duermes, menos comes" y me pareció tan brillante esta frase que mi hermana la sabe decir, que pensé… entonces dormiré! Y el beneficio es más significativo, porque me relaja y me elimina mucha ansiedad.

Escribiendo

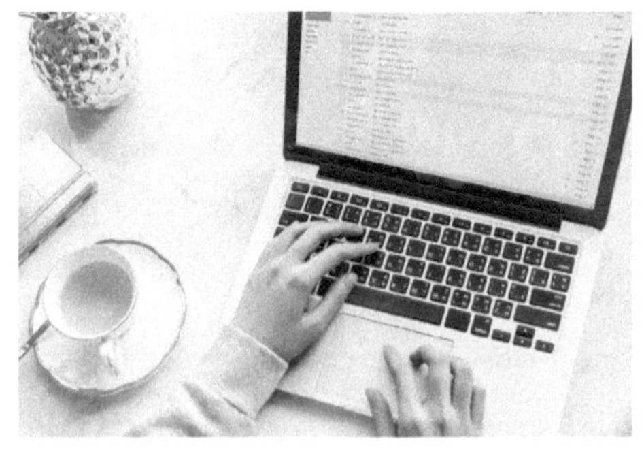

No es que sea una gran escritora, pero bueno, estoy haciendo el intento de compartir las anécdotas de mi vida en los espacios en que puedo, esto de escribir siempre me ha ayudado, porque es una actividad transversal en todo sentido, siempre tengo algo que escribir y el estar ocupada me mantiene entretenida y me olvido del tiempo muchas veces. Es reconfortante, tú podrías iniciar escribiendo también, podrías llevar tu propio diario, así como yo llevo el mío, o escribir textos como este material, yo tengo varios de estos, verás que te ayudará mucho a canalizar la ansiedad por los problemas cotidianos.

De vacaciones

Así como caminar descalza sobre el césped o la orilla de la playa cuando vayas de vacaciones, ayuda a mejorar en buena medida la circulación. En la playa puedes aprovechar las ventajas de exfoliación que la arena nos brinda, para nuestros codos y rodillas, así como correr o jugar un poco, en verdad es relajante!

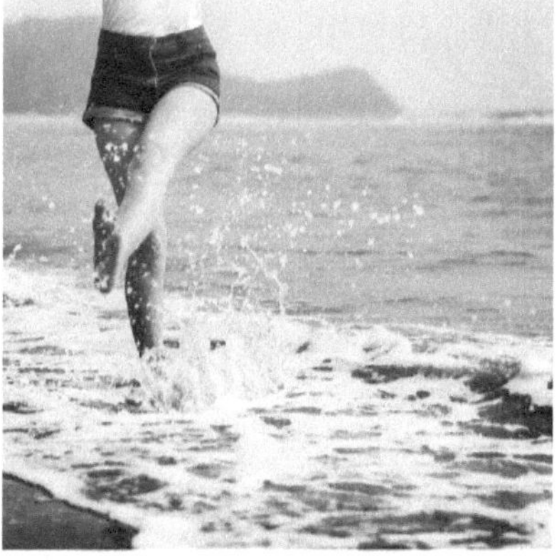

Si las vacaciones son montañas, aprovecha para hacer caminatas de campo traviesa, son de las mejores oportunidades de ejercitarse, porque en compañía de familia y/o amigos, no se siente un ejercicio impuesto, sino, divertido.

Si es la ciudad, puedes caminar en los centros históricos, museos, parques, senderos, etc. El objetivo es aprovechar los espacios para poner a trabajar nuestro cuerpo, con la mentalidad positiva que "cada pequeño paso que des, será parte del gran resultado".

Muchos beneficios de mi condición física, puedo atribuírselos a la costumbre de hacer estos pequeños esfuerzos que te he compartido, le sumo además de esto, el ingerir grandes cantidades de agua, porque soy una mujer que siempre tiene su botella con agua a donde quiera que vaya, y es que la naturaleza es sabia! eso de la frase "el agua es vida" es una gran verdad.

Tú mismo puedes implementar tus propios cambios, recuerda que todo suma, de centavo en centavo se llega a tener mucho dinero! Así que, adelante!!!

IV.   ALIMENTOS QUE ME SALVARON Y ME SIGUEN AYUDANDO

A continuación presento una serie de alimentos que me han ayudado a limpiar mi organismo, a nutrirme y mantenerme saludable y en forma, sin necesidad de tanto ejercicio:

4.1 Avena

En el desayuno es un genial aliado. Sin embargo, cuando inicié mi proceso de cambio,

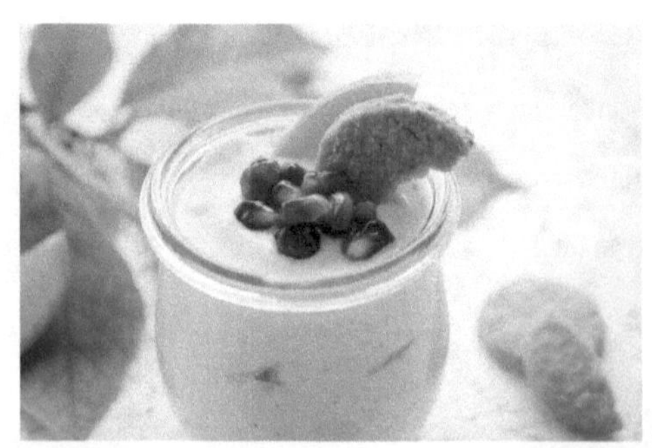

me daban tanta hambre que no sabía cómo satisfacerla, así que recurrí a tomar mucha avena molida, que disolvía en un vaso con agua y tomaba de 3 a 4 veces al día prácticamente cuando sentía hambre fuera de los tiempos de merienda. Esto me limpió mucho el organismo, porque bajé de peso muy rápidamente en ese año.

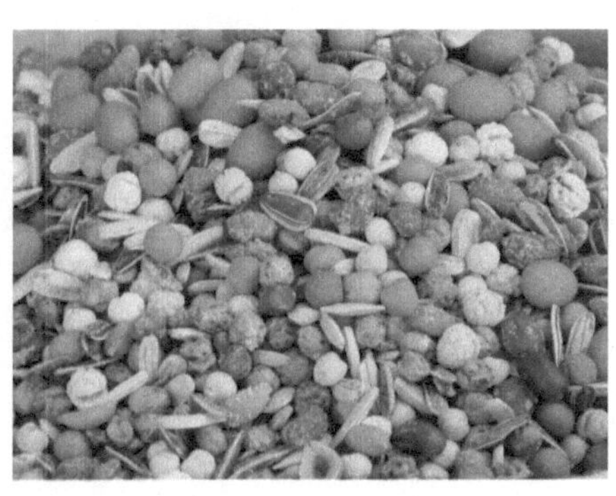

4.2 Cereales integrales, semillas y frutos secos. Que puedo comer en cualquier momento, y que también los utilizo como sustitutos de las palomitas de maíz mientras veo TV. Siempre nado cargando conmigo un recipiente con semillas, o cereal integral, porque cada vez que siento la necesidad de comer algo, es mi mejor opción! Claro, sin saltarse los tiempos de comida.

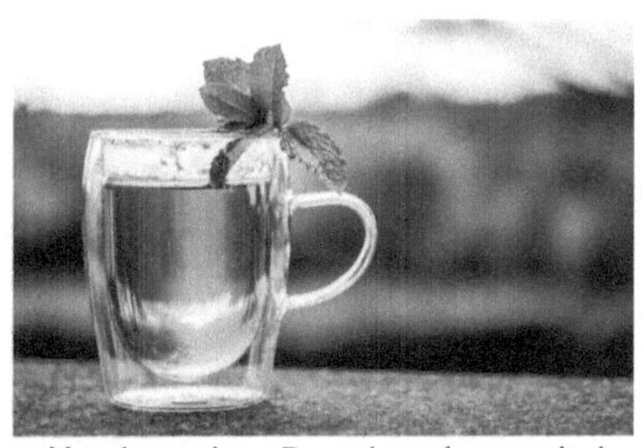

4.3 Infusiones calientes. Esta es una excelente opción para sustituir las bebidas calientes endulzadas que normalmente consumes, por una infusión más natural y sin azúcar, además de tener propiedades de eliminación de toxina. Por ejemplo: sustituir el chocolate caliente de la tarde, por una tibia infusión de hojas, ya sea de manzanilla, té verde, té negro, de hojas de menta, de miel de abeja con limón, u otras hierbas.

4.4 Infusiones frías. Funcionan perfectamente como sustitutos de cualquier bebida fría que se te antoje y además, te ayudan a eliminar toxinas del cuerpo. Esto me ayudó en lo personal, para poder sustituir las bebidas

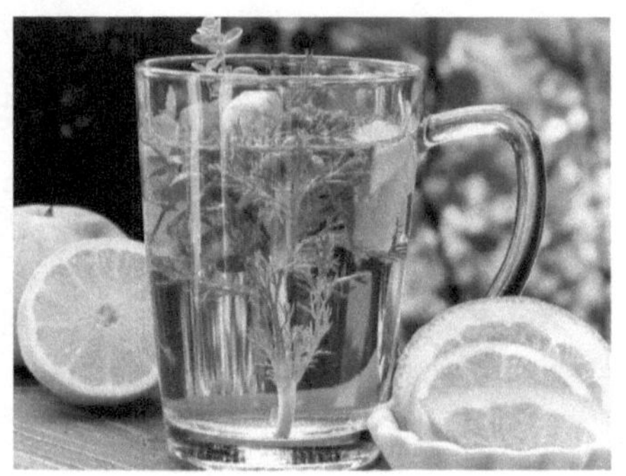

enlatadas, gaseosas, jugos procesados, entre otros, por una rica bebida fría con casi nada de calorías, tal como: manzanilla, té verde, té negro, de hojas de limón, de hojas de meta, de miel de abeja, entre otras; éstas bebidas, yo las preparo primeramente con base de agua caliente, para poder obtener sus propiedades, luego la dejo enfriar y coloco en la nevera.

4.5 Requesón (ricota). Este ingrediente derivado de los lácteos y bajo en calorías puede utilizarse para acompañar ensaladas, o como relleno en lugar del

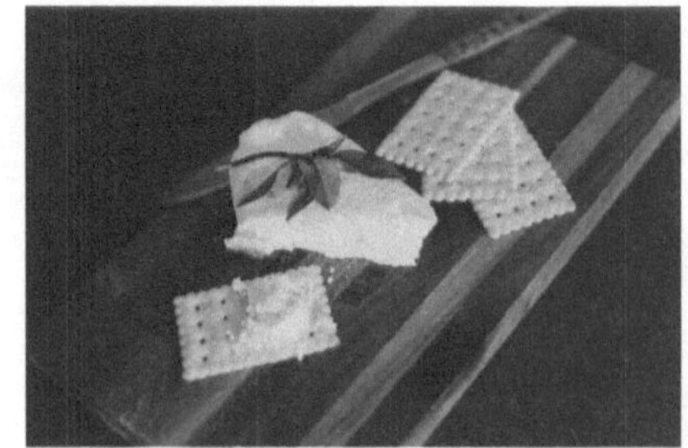

queso, ya que éste último tiene una gran cantidad de grasa. Yo lo uso como relleno en las preparaciones con verduras, elaborando empanadas a base de harina integral con relleno de ricota, quedan deliciosas! También lo uso dentro de las sopas de frijol rojo.

4.6 Hortalizas. La verdad, siempre es una gran opción para comer sano, puedo comer muchas veces ensaladas de todos los tipos de lechuga que hay, mezclando colores y sabores y siempre me sabrá tan deliciosa como una digna de restaurante.

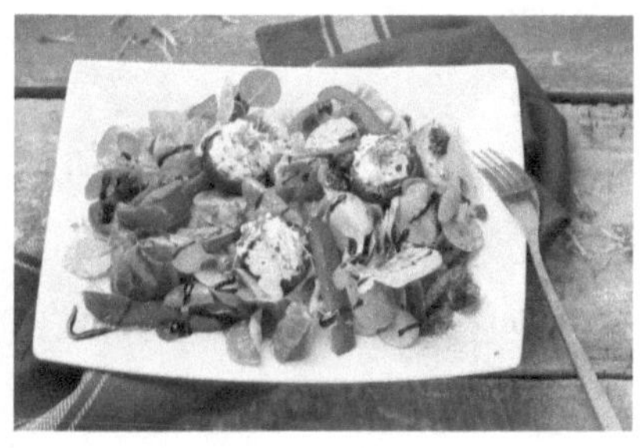

La espinaca la utilizo para sopas, por la gran cantidad de vitaminas que tiene y casi nada de calorías.

4.7 Pan integral. De diversas texturas, con semillas secas o sin semillas, han sido un acompañante en todas mis comidas. También es una buena opción para la merienda de la mañana o de la tarde, con un Deep de ricota o

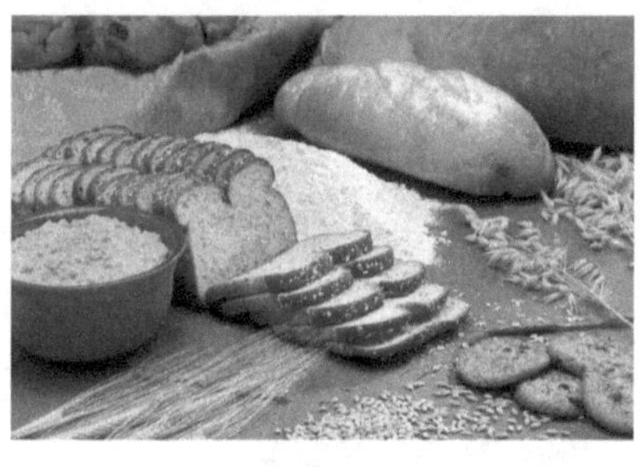

acompañado con miel de abeja, la verdad los gustos te los dejo a tu imaginación, para que inicies tu propio menú saludable, para que puedas disfrutas en ocasiones de pan tradicional, simple o con dulce.

4.8 Batidos verdes. Los batidos de cualquier fruta, mezclados con miel y en ocasiones limón, han sido otro alimento de mis favoritos, porque puedo hacer muchas combinaciones a mi gusto y disfrutar a cualquier

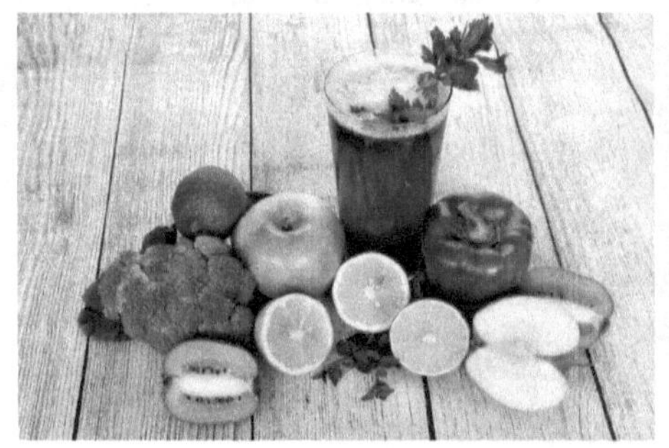

hora del día, sin necesidad de preocuparme por las calorías.

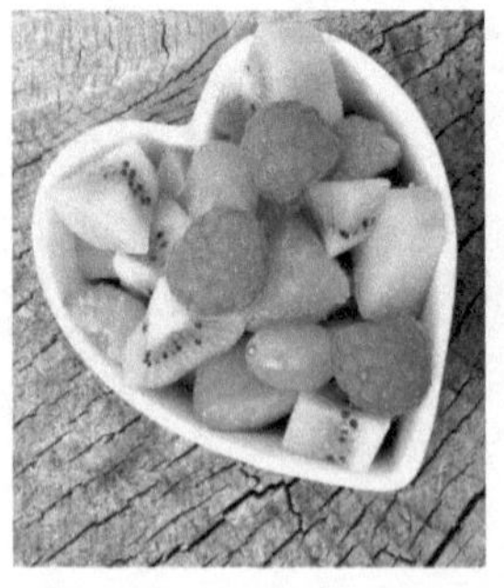

4.9 Frutas. En términos generales, la mayoría de frutas, sin embargo hay que tener cuidado, dado que las frutas a pesar de tener mucha fibra, tienen grandes cantidades de azúcar, que aunque esta última sea natural, sigue siendo azúcar y el exceso no es recomendable. Sin embargo, ocasionalmente puedes disfrutar de batidos tradicionales, que incluyen leche con galleta por ejemplo.

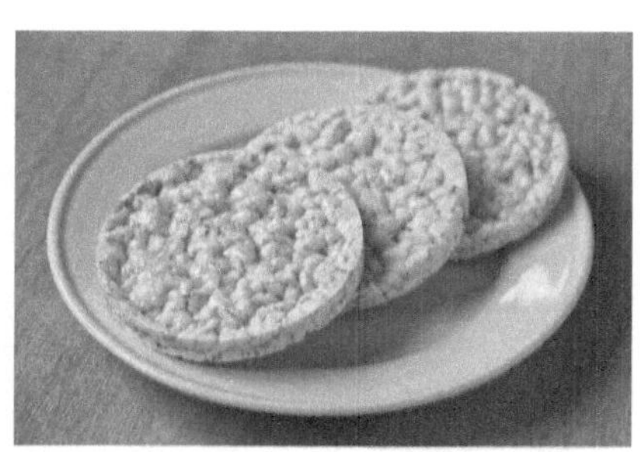

4.10 **Galletas de arroz inflado.** Este producto es tan delicioso, que lo utilizo como sustituto de todas las frituras que consumía antes, es decir nachos, churros u otros alimentos crujientes. Es una excelente opción para ti que empiezas este nuevo cambio!

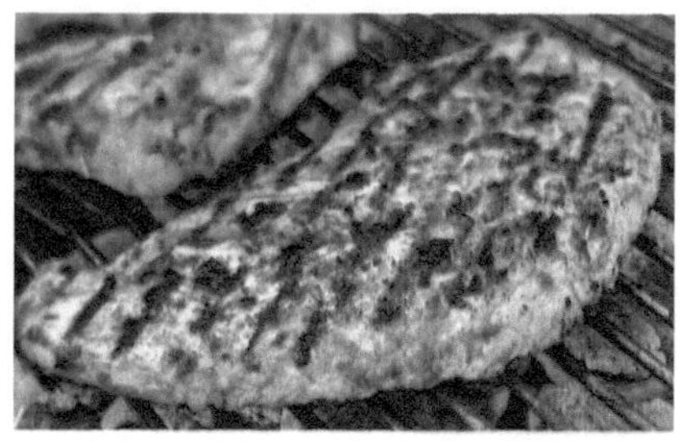

4.11 **Carnes asadas.** Una excelente fuente de proteína, sin embargo, el problema es que se consume con mucha grasa y condimentos. Pero lo más dañino son los acompañantes, que acostumbran ser papas fritas. Aunque si decides quitar el exceso y vencer el deseo de comértelas tal cual las sirven bienvenido!

V.   BIBLIOGRAFÍA

Pixabay. (04 de Enero de 2019). https://pixabay.com/. Obtenido de
https://pixabay.com/es/las-galletas-de-arroz-los-alimentos-3481623/

Imágenes tomadas de PIXABAY.